essentials

Essentials liefern aktuelles Wissen in konzentrierter Form. Die Essenz dessen, worauf es als „State-of-the-Art“ in der gegenwärtigen Fachdiskussion oder in der Praxis ankommt. Essentials informieren schnell, unkompliziert und verständlich.

- als Einführung in ein aktuelles Thema aus Ihrem Fachgebiet
- als Einstieg in ein für Sie noch unbekanntes Themenfeld
- als Einblick, um zum Thema mitreden zu können.

Die Bücher in elektronischer und gedruckter Form bringen das Expertenwissen von Springer-Fachautoren kompakt zur Darstellung. Sie sind besonders für die Nutzung als eBook auf Tablet-PCs, eBook-Readern und Smartphones geeignet.

Essentials: Wissensbausteine aus Wirtschaft und Gesellschaft, Medizin, Psychologie und Gesundheitsberufen, Technik und Naturwissenschaften. Von renommierten Autoren der Verlagsmarken Springer Gabler, Springer VS, Springer Medizin, Springer Spektrum, Springer Vieweg und Springer Psychologie.

Franz Petermann · Ute Koglin

Aggression und Gewalt bei Kindern und Jugendlichen

Formen und Ursachen

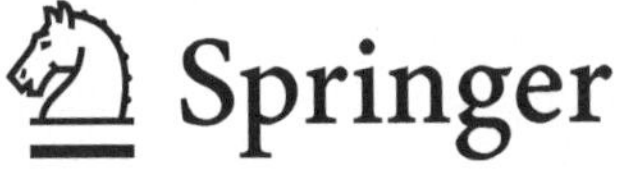

Prof. Dr. Franz Petermann
Universität Bremen
Deutschland

Prof. Dr. Ute Koglin
Universität Oldenburg
Deutschland

ISSN 2197-6708
essentials
ISBN 978-3-658-08488-2
DOI 10.1007/978-3-658-08489-9

ISSN 2197-6716 (electronic)

ISBN 978-3-658-08489-9 (eBook)

Die Deutsche Nationalbibliothek verzeichnet diese Publikation in der Deutschen Nationalbibliografie; detaillierte bibliografische Daten sind im Internet über http://dnb.d-nb.de abrufbar.

Springer

Gedruckt auf säurefreiem und chlorfrei gebleichtem Papier

Springer Fachmedien Wiesbaden ist Teil der Fachverlagsgruppe Springer Science+Business Media
(www.springer.com)

Was Sie in diesem Essential finden können

- Eine aktuelle Übersicht über die Formen aggressiven Verhaltens,
- Informationen zum Verlauf und zur Komorbidität sowie
- über Risiko- und Schutzfaktoren.

Vorwort

Aggressives Verhalten von Kindern und Jugendlichen stellt für uns alle eine Herausforderung dar. In unserer Kultur verbindet man mit dem Kindsein positive Emotionen, Unschuld und einen glücklichen Lebensabschnitt. Auf die Frage „Warum sind Kinder aggressiv?" gibt es in der Regel viele Antworten – sind die falschen Freunde Schuld, wenden Eltern die falschen Erziehungsmethoden an, oder ist die Schule als Institution Schuld? Die Schuldfrage verkürzt in der Regel die komplexe Ausgangslage, die zur Entstehung aggressiven Verhaltens führte, in gravierender Weise.

Aggressives Verhalten zeichnet sich durch Vielfalt aus: Vielfältige Formen und ebenso variantenreiche Ursachen und Entwicklungen, die zu aggressiven Verhalten führen. Ein Überblick in solch ein Themenfeld stellt ein schwieriges Projekt dar, vor allem wenn man Essentials erstellen möchte.

Unser knapp gefasstes Buch stellt einerseits unsere Erfahrungen mit aggressiven Kindern und Jugendlichen zusammen und andererseits wird über Forschungsbefunde zu Formen und Ursachen berichtet. Die Befunde, vor allem aus internationalen Längsschnittstudien, sind mittlerweile so facettenreich und nicht immer widerspruchsfrei, so dass wir das „Essentielle" gezielt auswählen mussten. Damit nimmt zwar die Prägnanz der Aussagen unseres Buches zu, jedoch mussten wir viele berichtenswerte Studien zur Seite legen und ausklammern. Aus diesem Grund verweisen wir auf unsere Monographie zum gleichen Thema aus dem Jahre 2013 (Petermann und Koglin: Aggression und Gewalt bei Kindern und Jugendlichen), die ebenfalls im Springer-Verlag erschienen ist. Bei der Ausarbeitung des vorliegenden Essentials stand unsere Monographie Pate.

Wir danken dem Springer-Verlag für die gute Zusammenarbeit und freuen uns auf den Austausch mit unserer Leserschaft (E-Mail: ute.koglin@uni-oldenburg.de, fpeterm@uni-bremen.de).

Bremen und Oldenburg, im Oktober 2014

Franz Petermann
Ute Koglin

Inhaltsverzeichnis

1 Formen aggressiven Verhaltens 1

2 Häufigkeit und Verlauf aggressiven Verhaltens 5
2.1 Aggressives Verhalten von Jungen und von Mädchen 6
2.2 Verlauf aggressiven Verhaltens 7

3 Entstehung aggressiven Verhaltens 9
3.1 Kindbezogene Risikofaktoren 10
3.2 Familiäre Risikofaktoren 16
3.3 Risiken im weiteren Umfeld des Kindes 19

4 Kumulatives Risikomodell 23

5 Zusammenfassung und Schlussfolgerungen 27

Was Sie aus diesem Essential mitnehmen können 29

Literatur 31

Formen aggressiven Verhaltens 1

Viele Kinder zeigen im Entwicklungsverlauf leichte Formen oppositionellen und/oder aggressiven Verhaltens, ohne dass damit schwerwiegende Konsequenzen verbunden sind. Trotziges und aggressives Verhalten tritt besonders bei Zwei- bis Dreijährigen gehäuft auf. Im weiteren Entwicklungsverlauf nimmt die Häufigkeit aggressiven Verhalten wieder ab. Dies kann durch die Zunahme sprachlicher und kognitiver Fähigkeiten erklärt werden, die eine angemessene Konflikt- und Problemlösung ermöglichen (vgl. Tremblay 2010).

Problematisch erscheint aggressives Verhalten, wenn es durch folgende Merkmale charakterisiert wird (vgl. Campbell 2002):

- Es besteht in schwerwiegender Form über einen längeren Zeitraum,
- es tritt in mehr als einer spezifischen Situation oder einem Lebensumfeld auf,
- es ist in verschiedenen Beziehungen beobachtbar (z. B. gegenüber Eltern, Erzieherinnen oder Lehrkräften) und
- es führt dazu, dass die Bewältigung weiterer Entwicklungsaufgaben gefährdet ist.

Aggressives Verhalten äußert sich im Entwicklungsverlauf durch unterschiedliche Verhaltensweisen (s. Tab. 1.1). Deutlich wird daran, dass aggressives Verhalten sehr heterogen ist; es kann sich gegen Menschen oder Gegenstände richten, es kann verbal oder körperlich ausgeführt werden.

Aggressives Verhalten wird aufgrund seiner Heterogenität im Erscheinungsbild und der Motivation, die dem Verhalten zugrunde liegt, in verschiedene Formen unterteilt. Man unterscheidet verbale Aggression (z. B. abfällige Bemerkungen

F. Petermann, U. Koglin, *Aggression und Gewalt bei Kindern und Jugendlichen*, essentials, DOI 10.1007/978-3-658-08489-9_1

Tab. 1.1 Formen aggressiver Verhaltensweisen (in Anlehnung an Frick 1998)

Aggressives Verhalten im Kindergartenalter	Aggressives Verhalten im Grundschulalter
Zeigt störrisches Verhalten	Lügt
Ist trotzig gegenüber Erwachsenen	Ist körperlich aggressiv
Widersetzt sich	Schikaniert andere
Verliert die Fassung	Quält Tiere
Ist empfindlich und reizbar	Verletzt soziale Regeln
Streitet mit Erwachsenen	Flucht
Beschimpft andere	
Ärgert andere	
Ist boshaft und gehässig	
Wird schnell wütend	

und Kritiken, Beschimpfungen sowie Beleidigungen, Nötigungen und Erpressungen, Anschuldigungen) und körperliche Aggression (direkter, indirekter und symbolischer Art, z. B. Drohen mit der Faust). Aber auch die folgenden Formen werden unterschieden (vgl. Petermann und Petermann 2015):

- offene (feindselig und offen trotzig, eher impulsiv und unkontrolliert, wie zum Beispiel Kämpfen oder verbale Streitereien) vs. indirekte Aggressionen (z. B. Gerüchte in die Welt setzen) und
- reaktive (Reaktion auf eine wahrgenommene Bedrohung oder Provokation) vs. proaktive Aggressionen (zielgerichtet ausgeführt, um etwas Bestimmtes zu erreichen).

Anhand dieser Gegenüberstellungen kann aggressives Verhalten präziser beschrieben werden, beispielsweise ob es offen und proaktiv ist, oder indirekt und reaktiv. Motive aggressiver Handlungen treten dadurch deutlich hervor.

In den letzten Jahren kommt der reaktiven und proaktiven Aggression eine besondere Bedeutung zu. Eine systematische Gegenüberstellung dieser beiden Formen aggressiven Verhaltens bietet Tab. 1.2.

Eine spezielle Form aggressiven Verhaltens stellt *Mobbing dar*. Unter Mobbing (im Deutschen weitgehend mit dem englischen Begriff „Bullying" gleichgesetzt) versteht man, dass eine Person wiederholt und systematisch den direkten oder indirekten schädigenden Handlungen einer anderen Person ausgesetzt ist. Besonders gut erforscht ist Mobbing unter Schülern (Olweus 2006). In diesem Zusammenhang handelt es sich um eine spezifische Form aggressiven Verhaltens, die durch eine systematische Erniedrigung, Drangsalierung und/oder Quälerei bestimmter Schüler durch Gleichaltrige erfolgt, wobei ein vergleichbares Machtverhältnis zwischen Opfer und Täter besteht.

Tab. 1.2 Übersicht über wichtige Merkmale reaktiver und proaktiver Aggressionen (aus Petermann und Beckers 2014)

Proaktiv-aggressive Kinder	Reaktiv-aggressive Kinder
Ergreifen im Umgang mit Gleichaltrigen häufig eine Führungsrolle und nutzen andere zum eigenen Vorteil aus	Haben Probleme, die Handlungsabsichten anderer zu erkennen
Zeigen eher externalisierende/dissoziale Verhaltensprobleme und entwickeln im Jugendalter eine Tendenz zu Alkohol- und Substanzmissbrauch	Besitzen eine stark verzerrte Wahrnehmung, d. h. in uneindeutigen Situationen werden Handlungen Gleichaltriger häufig unberechtigt als feindselig interpretiert
Sind besonders stressunempfindlich und neigen im Jugendalter zu massiv delinquentem Verhalten	Weisen häufig ängstliches Verhalten auf, vor allem im Kontext der Emotionsregulation oder bei Ärger und Wut
Schätzen Sozialkontakte zwar angemessen ein, wählen aber dennoch aggressives Verhalten, da sie sich dadurch Vorteile erhoffen	Sind besonders stressempfindlich, weisen häufig Aufmerksamkeits- und Impulskontrollprobleme auf
Leben in Familien, in denen die elterliche Aufsicht gar nicht oder nur gering ausgeprägt ist	Werden häufig sozial zurückgewiesen, besitzen einen niedrigen sozialen Status bei Gleichaltrigen und werden durch Gleichaltrige oft viktimisiert
	Fehlt es häufig an elterlicher Wärme und Fürsorge

Eine moderne Form des Mobbings stellt Cyber-Mobbing dar; in diesen Fällen wird das aggressive Verhalten unter Nutzung der modernen Informations- und Kommunikationstechnik ausgeübt (vgl. Petermann und von Marées 2013). Insgesamt handelt es sich bei dieser Form der Aggression um ein besonders vielfältiges und schwerwiegendes Verhalten, wie dies Kasten 1.1 demonstriert.

Kasten 1.1 Ausgewählte Formen des Cyber-Mobbings nach Riebel (2008) sowie Petermann und von Marées (2013, S. 146)

- *Belästigung*: Wiederholtes Senden von belästigenden Nachrichten per E-Mail, Handy, etc.
- *Verunglimpfungen*: Veröffentlichen oder Versenden gehässiger, unwahrer oder verletzender Inhalte (Texte, Fotos oder Videos) über eine Person im Internet, um deren Ruf oder Beziehungen zu schaden oder die Opfer zu demütigen
- *Outing:* Digitale Verbreitung von Geheimnissen einer Person, um diese zu schädigen
- *Ausschluss:* Absichtliches Ausschließen einzelner Personen von Online-Aktivitäten und Online-Gruppen

Eine besonders extreme Form aggressiven Verhaltens zeigen Kinder mit psychopathischen Persönlichkeitszügen. Solche Kinder lassen sich durch die folgenden Merkmale kennzeichnen (vgl. Petermann und Koglin 2012, S. 138):

- *Fehlende Reue oder Schuldgefühl*. Fühlt sich nicht schlecht oder schuldig, wenn er/sie etwas falsch gemacht hat (außer in Situationen, wenn er/sie entdeckt wurde und eine Strafe droht).
- *Gleichgültigkeit und Fehlen von Empathie*. Missachtet die Gefühle anderer oder zeigt sich den Gefühlen anderer gegenüber gleichgültig.
- *Gleichgültigkeit gegenüber eigenen Leistungen*. Zeigt keine Besorgnis bei schlechten Leistungen in der Schule, der Arbeit oder in anderen wichtigen Bereichen.
- *Oberflächlicher oder defizitärer Affekt*. Drückt keine Gefühle aus oder zeigt anderen gegenüber keine Gefühle, außer in einer vordergründigen Art (Emotionen werden „vorgetäuscht", schnell „ein- und ausgeschaltet") oder Emotionen werden eingesetzt, um etwas Bestimmtes zu erreichen (z. B. um Jemanden zu manipulieren oder einzuschüchtern).

Psychopatische Merkmale kann man bereits im Kindergartenalter feststellen (vgl. etwa Koglin und Petermann 2012). Es scheint auch vieles dafür zu sprechen, dass diese Aggressionsform von anderen früh auftretenden aggressiven Verhaltensweisen unterscheidbar ist (vgl. Frick et al. 2014).

Eine weitere Form aggressiven Verhaltens wird durch die Antisoziale Persönlichkeitsstörung repräsentiert. Diese psychische Störung tritt ab dem Jugendalter auf und ist durch folgende Problemverhaltensweisen gekennzeichnet: Ablehnen von gesellschaftlichen Normen und Gesetzen, Lügen und Betrügen oder massive körperliche Aggression.

Bei der Gegenüberstellung möglicher Formen aggressiven Verhaltens ist zu beachten, dass allein aufgrund des Erscheinungsbildes eines aggressiven Verhaltens noch nicht auf dessen Funktion geschlossen werden kann. Das gleiche Verhaltensphänomen kann von Fall zu Fall einem anderen Ziel dienen. So kann etwa das Verhalten „einen Anderen schlagen bis er verletzt ist" der lustvollen Aggression (dem Spaß an der Schädigung des Anderen) dienen, in einem anderen Fall der instrumentellen Funktion (z. B. der Hilfe für einen angegriffenen körperlich schwachen Freund), in einem dritten Fall der kathartischen Funktion (z. B. Abfuhr hoher innerer Erregung). Das Verhalten „einen Automaten knacken" kann der lustvollen Motivation (dem Spaß an dem gewonnenen Geldbesitz) dienen, aber auch der instrumentellen Funktion (z. B. Anerkennung in einer jugendlichen Bande, finanzielle Hilfe für einen Freund in Zahlungsnot) oder der kathartischen Funktion (Abfuhr von innerer Erregung).

Häufigkeit und Verlauf aggressiven Verhaltens 2

Studien, die eine große und möglichst repräsentative Stichprobe von Kindern und Jugendlichen untersuchen, zeigen auf, wie viele Kinder von aggressivem Verhalten betroffen sind. Allerdings wird das aggressive Verhalten in verschiedenen Studien oftmals durch verschiedene Instrumente oder durch unterschiedliche Kriterien erfasst. Aus dem nationalen Raum liegen beispielsweise Ergebnisse aus dem Kinder- und Jugendgesundheitssurvey (KiGGS) vor. Die Eltern von rund 17.000 Kindern im Alter zwischen null und 17 Jahren wurden zum Verhalten ihrer Kinder befragt. Eine Teilstichprobe von 2863 Kindern wurde dazu spezifischer zur psychischen Entwicklung untersucht (Ravens-Sieberer et al. 2007). Es zeigte sich, dass bei 7,6 % der Kinder aggressives Verhalten auftrat, wobei sich Jungen und Mädchen kaum unterscheiden (7,9 und 7,2 %). Es liegen auch keine bedeutsamen Unterschiede in verschiedenen Altersgruppen vor. In der Gruppe der Sieben- bis Zehnjährigen konnten 7,9 % der Kinder mit aggressiven Verhalten bestimmt werden, in der Gruppe der Elf- bis 13jährigen sind es 7,5 % und in der Gruppe der 14- bis 17jährigen sind es 7,4 %. Die Anzahl der Kinder mit aggressivem Verhalten verändert sich hingegen deutlich, wenn der sozioökonomische Status der Familien berücksichtigt wird. Am häufigsten sind Kinder aus Familien mit einem geringen sozioökonomischen Status betroffen (11,3 %), im Vergleich zu Kindern aus Familien mit einem mittleren (7,1 %) oder einem hohen sozioökonomischen Status (5,7 %).

F. Petermann, U. Koglin, *Aggression und Gewalt bei Kindern und Jugendlichen*, essentials, DOI 10.1007/978-3-658-08489-9_2

2.1 Aggressives Verhalten von Jungen und von Mädchen

Crick und Grotpeter (1995) nahmen an, dass Mädchen genauso oft aggressives Verhalten zeigen wie Jungen, wenn man dabei unterschiedliche Formen der Aggression berücksichtigen würde. Jungen zeigen demnach mehr sichtbares aggressives Verhalten, während Mädchen eher relationale Aggression verwenden würden, wie über ein anderes Kind schlecht reden oder es von Aktivitäten ausschließen. Sie überprüften ihre Hypothese anhand einer Stichprobe von rund 500 Kindern der dritten bis sechsten Klasse und konnten diese bestätigen. Während Jungen mehr körperliche Aggression zeigten, verwendeten Mädchen häufiger relationale Aggression. Nach Ostrov und Keating (2004) ist dieser Unterschied zwischen Jungen und Mädchen bereits im Kindergartenalter im freien Spiel zu beobachten. Nach ihren Verhaltensbeobachtungen zeigen Jungen mehr körperliche und verbale Aggression und Mädchen mehr relationale und auch Verhaltensbeurteilungen der Erzieherinnen anhand von Fragebögen stimmten damit überein. Crick und Grotpeter (1995) weisen darauf hin, dass ein höheres Ausmaß relationaler Aggression ein Risikofaktor für psychische Probleme wie depressive Symptome sowie für eine schlechte Integration in die Gleichaltrigengruppe darstellt. Crick (1997) schloss diesem Ergebnis eine weitere Studie an, um zu überprüfen, in welcher Weise geschlechtsspezifisches aggressives Verhalten mit der psychischen Entwicklung von Kindern im Zusammenhang steht. Sie berichtet daraus, dass Kinder dann besonders viele psychische Probleme aufwiesen, wenn sie aggressives Verhalten zeigen, das nicht typisch ist für ihr Geschlecht. Demnach sind Jungen besonders gefährdet, wenn sie relationale Aggression zeigen und Mädchen, wenn sie körperlich aggressives Verhalten anwenden. Eine mögliche Erklärung dafür ist, dass diese Abweichung vom geschlechtsrollenkonformen Verhalten von Bezugspersonen und Gleichaltrigen stärker wahrgenommen wird, als geschlechtskonformes aggressives Verhalten. Allerdings kann das Auftreten von geschlechtsuntypischen aggressivem Verhalten auch anzeigen, dass ein Kind bereits ein vielfältiges und schwerwiegenderes aggressives Verhaltensmuster aufweist und die Kinder deswegen zudem weitere psychische Probleme entwickelt haben.

Xie et al. (2011) untersuchten Geschlechtsunterschiede aggressiven Verhaltens bezogen auf die Auftretenshäufigkeit, den Verlauf und die Risikofaktoren bei Kindern von der mittleren Kindheit über einen Zeitraum von acht Jahren. Sie können vier Entwicklungsverläufe aggressiven Verhaltens für Jungen und für Mädchen bestimmen:

- aggressives Verhalten mit Beginn in der Kindheit,
- auf die Kindheit begrenztes aggressives Verhalten,

- im Jugendalter auftretende aggressives Verhalten und
- eine große Gruppe von Kindern, die über den betrachteten Zeitraum nur wenig aggressives Verhalten gezeigt hat.

Für Jungen und für Mädchen wird deutlich, dass aggressives Verhalten mit Beginn in der Kindheit mit dem schlechtesten Entwicklungsergebnis im Jugendalter in Verbindung steht. Aggressives Verhalten mit Beginn im Jugendalter stand besonders mit einer hohen Unabhängigkeit der Jugendlichen in Verbindung, aber es lagen nur wenige Risikofaktoren in der Kindheit vor. Im Kontrast dazu können Xie et al. (2011) bei der Gruppe mit auf die Kindheit begrenztes aggressives Verhalten eine Reihe von Risikofaktoren aufzeigen, jedoch auch eine hohes Ausmaß elterlicher Kontrolle und Engagement für die Schule im Jugendalter. Beide Faktoren begünstigen, dass aggressives Verhalten wieder aufgegeben werden kann. Die Autoren folgern aus ihrer Studie, dass die Risikokonstellationen, der Verlauf und die Prognose aggressiven Verhaltens für Jungen und Mädchen relativ ähnlich sind. Allerdings weisen Mädchen insgesamt seltener aggressives Verhalten auf, was sich in dieser Studie auf körperliches und verbal aggressives Verhalten bezieht. Zudem gehen Mädchen mit stabil ausgeprägtem aggressivem Verhalten früher mit Freunden aus und verabreden sich auch früher mit Jungen, verglichen mit Mädchen mit wenig aggressivem Verhalten.

2.2 Verlauf aggressiven Verhaltens

In den letzten Jahrzehnten konnte besonders anhand von Daten aus Längsschnittstudien der Frage nach dem Entwicklungsverlauf aggressiven Verhaltens nachgegangen werden. Verschiedene Herangehensweisen wurden genutzt, um den Verlauf aggressiven Verhaltens möglichst gut bestimmen zu können. Verbreitet und gut gesichert ist die Unterscheidung zwischen einem über den Lebenslauf stabilen („life-course-persistant") und einem auf das Jugendalter begrenzten Verlauf („adolesence limited") nach Moffitt (1993). Für diese Typen aggressiven Verhaltens werden eine spezifische Ätiologie und eine spezifischer Verlauf angenommen.

Bei Kindern mit stabilen aggressiven Verhaltensweisen kann bereits sehr früh eine Reihe von Risikofaktoren bestimmt werden (Moffitt 1993). Die Kinder weisen neuro-kognitive Defizite, ein schwieriges Temperament oder eine ADHS auf. Das familiäre Umfeld der Kinder ist durch viele Risikofaktoren belastet. Das Erziehungsverhalten der Eltern ist eher harsch und inkonsistent und die Eltern weisen vermehrt psychosoziale und sozioökonomische Probleme. Die Kinder zeigen über den Entwicklungsverlauf stabiles und schwerwiegendes aggressives und im Jugendalter auch delinquentes Verhalten, welches im Erwachsenenalter in einer Antisozialen Persönlichkeitsstörung mündet. Das massiv aggressive Verhalten bleibt auch im Erwachsenenalter bestehen. Das Geschlechterverhältnis für den stabilen Entwicklungsverlauf wird von Moffitt und Caspi (2001) mit 10:1 zu Ungunsten der Jungen angeben.

Aggressives Verhalten mit Beginn im Jugendalter wird von aggressivem Verhalten in der Kindheit abgegrenzt (Moffitt 1993; Moffitt und Caspi 2001). Ursächlich für das aggressive Verhalten ist besonders die „Lücke“ zwischen der biologischen Reife und dem Zugang zu Privilegien von Erwachsenen. Das Verhalten dient dem Autonomiestreben, dem Aufbau von Freundschaften zu Gleichaltrigen oder dem vorzeitigen Erlangen von Privilegien. Das familiäre Umfeld der Jugendlichen und die soziale Entwicklung in der Kindheit sind bei diesen Jugendlichen unauffällig. Im frühen Erwachsenenalter reduziert sich das aggressive Verhalten wieder, da die nun erwachsenen erhalten können, was sie möchten und der negative Einfluss durch Gleichaltrige geringer wird. Das auf das Jugendalter begrenzte aggressive Verhalten ist demnach weiter verbreitet.

Veenstra et al. (2009) berichten hierzu, dass Kinder, die aggressives Verhalten im Verlauf ablegten im Vergleich mit aggressiven Kindern, die massiv ausgeprägtes Verhalten stabil äußern, weniger familiär belastet waren. Die Eltern wiesen seltener Substanzmissbrauch und antisoziales Verhalten auf. Über die Kinder mit einem Rückgang aggressiven Verhaltens wurde zudem eine bessere Verhaltens- und Aufmerksamkeitsregulation berichtet. Veenstra et al. (2009) können zudem aufzeigen, dass die Kinder begleitend mit dem Rückgang aggressiven Verhaltens weniger von Gleichaltrigen abgelehnt wurden; sie wurden auch häufiger in der Schule versetzt. Barker et al. (2010) konnten ebenfalls verdeutlichen, dass die Remission aggressiven Verhaltens mit einem Rückgang weiterer psychischer Probleme (Hyperaktivität, Probleme mit Gleichaltrigen u. a.) und einem Anstieg prosozialen Verhaltens einhergeht.

Mehr Aufmerksamkeit sollte zukünftig auf die Gruppe gelegt werden, die das auffällige aggressive Verhalten in der Kindheit wieder aufgibt. Die Prognose für die Mädchen und Jungen ist nicht deutlich schlechter als für Kinder, die kein aggressives Verhalten zeigten. Ähnlich bedeutsam erscheint die Identifikation von Faktoren, die dazu beitragen, dass Kleinkinder körperlich-aggressives Verhalten nicht aufgeben. Dies ist eine im Alltag gut sichtbare Abweichung vom unauffälligen Entwicklungsverlauf, die im Rahmen von Präventionsmaßnahmen stärker aufgegriffen werden sollte.

Entstehung aggressiven Verhaltens 3

Bei stabilen aggressiven Verhaltensweisen wird von einem multifaktoriellen Ursachenmodell ausgegangen. Es liegt eine große Anzahl von Studien vor, die konsistent biologische, psychologische und soziale Risikofaktoren aggressiven Verhaltens aufzeigen. Unter Risikofaktoren lassen sich nach Rutter und Sroufe (2000) Ereignisse, Umstände oder kindbezogene Merkmale verstehen, deren Vorliegen die Wahrscheinlichkeit für aggressives Verhalten erhöhen. Die Scheidung der Eltern, die Alkoholabhängigkeit eines Elternteils und die innerfamiliäre Gewalt, die Kinder erleben, bilden relativ umschriebene Risikofaktoren. Einzelne Risikofaktoren sind aber weder notwendige noch hinreichende Faktoren für aggressives Verhalten. Ein multifaktorielles Ursachenmodell aggressiven Verhaltens ist dazu in der Lage, die empirischen Befunde zu den diversen Risikofaktoren aggressiven Verhaltens sowie Entwicklungspfadmodelle zu integrieren.

In diesem Kapitel werden zunächst empirisch belegte Risikofaktoren für aggressives Verhalten vorgestellt. Dabei wird besonders auf Ergebnisse aus großangelegten Längsschnittstudien zurückgegriffen, die die Entwicklung von Kindern über einen längeren Zeitraum – teilweise bis in das Erwachsenenalter – begleiteten. Anhand dieser Studien wird eindrucksvoll deutlich, wie sich Risikofaktoren über die Zeit wechselseitig beeinflussen, weitere nach sich ziehen und besonders Kinder aus einem hochbelasteten familiären Milieu bereits während der Schwangerschaft negativ beeinflussen. In Kap. 4 wird zudem ein Entwicklungsmodell von Tremblay (2010) vorgestellt, das sich auf früh auftretendes aggressives Verhalten bezieht, mit dem er bereits Interventionen für Risikoschwangere einfordert.

F. Petermann, U. Koglin, *Aggression und Gewalt bei Kindern und Jugendlichen*, essentials, DOI 10.1007/978-3-658-08489-9_3

3.1 Kindbezogene Risikofaktoren

Zwillings-, Familien- und Adoptionsstudien zeigen eindeutig einen mittleren bis starken genetischen Einfluss bei der Entstehung aggressiven Verhaltens auf (zusammenfassend: Lahey und Waldman 2012). Erblichkeitsschätzungen liegen mittlerweile für die verschiedenen Aggressionsformen vor (Burt 2009).

Es kristallisiert sich eine stärkere Erblichkeit für offen-aggressives Verhalten heraus als für verdeckt-aggressives Verhalten. Burt (2009) berichtet, dass sich 65 % der Varianz für offen-aggressives Verhalten durch genetische Einflüsse klären – im Vergleich zu 48 % der Varianz für verdeckt-aggressives Verhalten. Dieses Muster kann sie für Jungen und für Mädchen vom Kindesalter bis zur Adoleszenz aufzeigen. Der genetische Einfluss für offen-aggressives Verhalten steigt von der Kindheit bis zum Jugendalter an, während der Umwelteinfluss über die Zeit abnimmt. Im Vergleich dazu nimmt der genetische Einfluss auf verdeckt-aggressives Verhalten über die Zeit ab, während der Umwelteinfluss in etwa gleich bleibt. Damit wird nahegelegt, dass die Aggressionsformen unterschiedlich stark genetisch beeinflusst werden.

▶ Für aggressives Verhalten wird eine mittlere bis hohe Erblichkeit berichtet. Der genetische Einfluss auf offen-aggressives und gewalttätiges Verhalten ist stärker als auf verdeckt-aggressives Verhalten wie Diebstahl oder Betrug.

Waldman et al. (2011) untersuchen in einer Zwillingsstudie, welche Persönlichkeitsmerkmale neben genetischen Faktoren aggressives Verhalten begünstigen. Sie fokussierten auf drei Bereiche, und zwar auf Empathie, Emotionalität und die Neigung, Neues und Aufregendes erleben zu wollen. Alle drei Merkmale weisen eine moderate Erblichkeit auf und erklären gemeinsam 46 % der Varianz aggressiven Verhaltens auf. Sie folgern, dass die vordergründig erkennbare Heterogenität aggressiven Verhaltens auf eine genetische Heterogenität zurückgeht. Einige Kinder haben ein genetisches Risiko für aggressives Verhalten, weil sie Genvarianten aufweisen, die mit einer geringen Empathie einhergehen und andere, weil sie Genvarianten aufweisen, die mit einer hohen negativen Emotionalität einhergehen.

Die epigenetische Forschung erweitert die Perspektive genetischer Einflüsse auf die kindliche Entwicklung. Hierbei wird berücksichtigt, dass Umwelteinflüsse die Funktion von Genen modifizieren, ohne jedoch das Genom zu verändern (Schmidt et al. 2012). Besonders deutlich scheinen epigenetische Veränderungen in der frühen Kindheit zu wirken, da in dieser Zeit eine starke Zelldifferenzierung stattfindet. Tremblay (2010) weist in diesem Kontext auf die größere Bedeutung mütterlicher Risiken während der Schwangerschaft und der frühen Kindheit für die Entwicklung aggressiven Verhaltens hin im Vergleich zu den Vätern. Experimente mit Mäusen liefern Hinweise darauf, wie epigenetische Veränderungen auch beim Menschen wirken könnten. Weaver, Meaner und Szyf (2006) berichten über eine veränderte Hypothalamus-Hypophysen-Nebennieren-Rinden-Aktivität (HPA) bei Mäusen, wenn diese in den Tagen nach der Geburt nicht ausreichend von ihren Müttern geleckt wurden. Die HPA ist an der Reaktion auf und Verarbeitung von Stress beteiligt und wird auch bei Menschen im Zusammenhang mit aggressivem Verhalten untersucht (Montoya et al. 2012). Die frühe Deprivation durch die Mutter kann demnach zu biochemischen Veränderungen führen, die aggressives Verhalten begünstigen.

Zu den frühen kindlichen Entwicklungsrisiken zählen zudem Schwangerschaftsrisiken und Geburtskomplikationen, wie etwa Rauchen in der Schwangerschaft, ein geringes Geburtsgewicht oder ein geringes Gestationsalter, die in einigen Studien mit aggressivem Verhalten korrespondieren (Baillargeon et al. 2011; LaPrairie et al. 2011). Diese frühen Komplikationen können zu neurologischen oder neuropsychologischen Defiziten beitragen, die aggressives Verhalten fördern, wie beispielsweise Aufmerksamkeitsprobleme oder eine mangelnde Verhaltenshemmung. Es konnte auch gezeigt werden, dass Kinder mit diesen frühen Risiken häufiger ein schwieriges Temperament aufweisen. Dieses erschwert eine positive Eltern-Kind-Interaktion und begünstigt ein negatives Erziehungsverhalten.

Das *Temperament* eines Kindes beschreibt nach Thomas und Chess das „wie" des Verhaltens (1977). Es ist stark genetisch bestimmt und kann sich im Verlauf der Entwicklung durch Umwelterfahrungen verändern. In der Regel werden drei Temperamentstypen unterschieden:

- einfache Kinder,
- langsam auftauende Kinder und
- schwierige Kinder (Thomas und Chess 1977).

Schwierige Kinder weisen einen unregelmäßigen biologischen Rhythmus auf, sie reagieren intensiv und schnell irritiert auf Reize und sie erleben negative Emotionen sehr intensiv. Besonders Kinder mit einem schwierigen Temperament haben ein erhöhtes Risiko für frühe Verhaltensprobleme und im weiteren Verlauf auch für aggressives Verhalten (Lorber und Egeland 2011).

Frick und Morris (2004) betonen zum Beispiel, dass bei einem reaktiv-aggressivem Verhalten ein Temperament besteht, das sich durch eine starke negative Emotionalität, ein hohes physiologisches Erregungsniveau und eine geringe Verhaltenshemmung äußert. Aggressives Verhalten kann bei diesem Temperament als

Folge stark erlebter Frustration auftreten und im Weiteren auch von beeinträchtigten sozialen Beziehungen zu Eltern oder Freunden.

Eine geringe Verhaltenshemmung bezieht sich auch auf die *Impulsivität* und damit assoziierte exekutive Funktionen (z. B. mangelnde Fähigkeit, Handlungen zu planen oder Konsequenzen zu überdenken). Dies spiegelt sich auch in der hohen Komorbidität der Störungen des Sozialverhaltens und der ADHS wider. ADHS und impulsives Verhalten geht oftmals trotzigem, aggressivem und delinquentem Verhalten voraus (u. a. van Lier et al. 2007). Solche Kinder stellen Eltern vor große Anforderungen im Erziehungsverhalten, sodass trotziges und oppositionelles Verhalten begünstigt wird (Costello et al. 2003). Loeber et al. (2000) leiteten daraus ein Entwicklungsmodell ab. Kinder, die früh die Entwicklung von der ADHS über die oppositionell-aggressive bis hin zur massiv aggressiven Symptomatik durchlaufen, können als Hochrisikogruppe mit hoher Stabilität und ungünstiger Prognose betrachtet werden (Sobanski 2006). Mit dem Eintritt in das Erwachsenenalter besteht ein erhöhtes Risiko für eine Antisoziale Persönlichkeitsstörung, die vor allem durch eine geringe Selbstkontrolle auffällt. Eine geringe Selbstkontrolle wird durch familiäre Faktoren (vor allem durch ein problematisches, häufig harsches Erziehungsverhalten), aber auch durch Geburtskomplikationen sowie neuropsychologischen Defiziten unterstützt.

Das Temperament von Kindern mit einem proaktiv-aggressiven Verhalten zeichnet sich hingegen durch Angstlosigkeit aus. Dies spiegelt sich durch eine geringere physiologische Reaktivität wider (Nigg 2006). Kinder mit einem angstlosen Temperament reagieren weniger auf Bestrafungsreize. In Erziehungssituationen halten sich die Kinder weniger an vereinbarte Regeln und Drohungen der Eltern führen seltener zu einem Abbruch von Handlungen. Dies begünstigt bei Eltern ein zunehmend dysfunktionaleres Erziehungsverhalten (Koglin und Petermann 2008). Barker et al. (2010) berichten aus der „Avon Longitudinal Study of Parents and Children“ über einen längsschnittlichen Zusammenhang zwischen einem angstlosen Temperament im Alter von zwei Jahren und massiv aggressivem Verhalten im Jugendalter. Sie zeigen auf, dass Kinder mit diesem Temperament häufiger ein harsches Erziehungsverhalten durch ihre Mütter erfahren; sie werden häufiger geschlagen oder angeschrien. Sowohl das harsche Erziehungsverhalten als auch ein angstloses Temperament führen zu einem frühen Auftreten massiv aggressiven Verhaltens.

Eng mit dem Temperament verknüpft sind emotionale Fähigkeiten, die als zentrale Risikofaktoren für aggressives Verhalten gelten. Zunehmend mehr Studien zielen ab auf den Zusammenhang zwischen der Fähigkeit zur Emotionsregulation und aggressivem Verhalten (Roberton et al. 2012). Emotionsregulation bezieht sich in der Regel auf den Prozess der Veränderung emotionaler Zustände im Sinne der Hemmung, Aufrechterhaltung oder Steigerung emotionaler Zustände (Calkins 2010). Für Kinder und Jugendliche mit einer geringen Fähigkeit zur Emotionsregulation wird mehr massiv aggressives Verhalten berichtet (McLaughlin et al. 2011). Intensiv erlebter Ärger kann ein unmittelbarer Auslöser für aggressive Handlungen sein (Roberton et al. 2012). Spezifischer tritt diese feindselige Aggression dann auf, wenn eine Person daran gehindert wird, etwas Erwartetes zu erreichen. Aggressives Verhalten tritt also umso eher auf, wenn ein anderer absichtlich und ungerechtfertigt die Zielerreichung verhindert.

Verhaltensbeobachtungen von Kindern zeigen auf, dass Kinder mit aggressivem Verhalten weniger gut dazu in der Lage sind, sich von frustrierenden Reizen abzulenken. Bereits im Kleinkindalter wenden sie weniger den Blick ab, wodurch emotionale Erregung verringert werden könnte (Crockenberg et al. 2008). Anhand einer Studie mit Kindergartenkindern belegen Helmsen und Petermann (2010), dass Kinder, die weniger die Aufmerksamkeit von einem frustrierenden Objekt ablenken konnten, aus Sicht ihrer Erzieherinnen mehr aggressives Verhalten aufweisen. Für das Jugendalter berichten McLaughlin et al. (2011), dass eine schlechte Emotionsregulation ein Hinweis für aggressives Verhalten ein halbes Jahr später war, aber aggressives Verhalten keiner für eine geringere Fähigkeit zur Emotionsregulation. Damit wird nahegelegt, dass eine geringe Fähigkeit zur Emotionsregulation ursächlich mit aggressivem Verhalten im Zusammenhang steht.

Neben der Emotionsregulation wurden weitere emotionale Fähigkeiten im Zusammenhang mit aggressivem Verhalten untersucht. Beispielsweise konnte aufgezeigt werden, dass aggressive Kinder größere Schwierigkeiten haben, bei anderen Emotionen korrekt zu erkennen und zu benennen (Garner et al. 2008). Blair und Kollegen (2001) berichten, dass die Kinder größere Schwierigkeiten haben, die Emotion „Angst" bei anderen zu erkennen. Die Fähigkeit, Angst bei anderen zu erkennen, ist wichtig, da sie dazu führt, dass aggressives Verhalten gestoppt wird. Die Schwierigkeiten beim Erkennen von Emotionen beziehen sich aber nicht nur auf visuelle Reize, sondern auch auf akustische. Blair et al. (2005) berichten, dass aggressive Kinder die Bedeutung der Emotion „Angst" im Vergleich mit unauffälligen Kindern weniger gut erkennen konnten. Petermann und Wiedebusch (2008) fassen in einer umfassenden Literaturanalyse zusammen, dass aggressive Kinder häufiger ein geringes Emotionsvokabular aufweisen und ein undifferenziertes Wissen über Emotionen (z. B. deren Ursachen).

Ein unzureichendes Einfühlungsvermögen wird besonders für Kinder mit proaktiv-aggressivem Verhalten angenommen und bei Kindern mit einem angstlosen Temperament (Schwenck et al. 2012). Einfühlungsvermögen wird im Allgemeinen durch das Verstehen und emotionale Nachvollziehen der Gefühlszustände anderer definiert und bezieht sich damit auf eine affektive und eine kognitive Komponente

(Hoffman 2000). Einfühlungsvermögen kann zudem stabil auftreten (= dispositionelle Empathie) und als zeitlich engumschriebene affektive Reaktion in einer konkreten Situation (situationale Empathie). Es wird angenommen, dass sowohl kognitive als auch affektive Komponenten der Empathie aggressives Verhalten hemmen. Empathie kann Sympathie auslösen, die dazu motiviert, einem anderen zu helfen (Eisenberg 2000). Sie kann auch zum Erleben von Distress führen, so dass nachfolgendes Verhalten eher darauf abzielt, das eigene aversive Erleben zu beenden.

De Wied et al. (2005) verglichen die Ausprägung verschiedener Empathie-Dimensionen von Jungen mit massiv aggressivem Verhalten mit denen von Jungen ohne aggressives Verhalten. Sie konnten aufzeigen, dass Kinder mit aggressivem Verhalten weniger dispositionelle und situative Empathie aufweisen. Dabei unterschieden sich die Kinder der beiden Gruppen nicht in der Fähigkeit, dargestellte Emotionen grundsätzlich erkennen zu können. Lediglich die nachfolgende emotionale Reaktion war bei aggressiven Kindern geringer. Aggressive Kinder reagierten weniger empathisch auf die Emotionen „Trauer“ und „Ärger“, aber ebenso intensiv auf die Emotion „Freude“. De Wied und Kollegen (2005) erklären diesen Befund damit, dass eine affektive empathische Reaktion auf Freude zu einer Anhebung der eigenen Stimmung beiträgt und damit eine egoistische Orientierung anzeigt. Schwenck et al. (2012) berichten, dass Kinder mit aggressivem Verhalten und einem angstlosen Temperament deutlich weniger affektive Empathie zeigen, aber keine Beeinträchtigungen in der kognitiven Empathie aufweisen. Aggressive Kinder ohne ein angstloses Temperament unterschieden sich diesbezüglich nicht von unauffälligen Kindern.

Die *soziale Informationsverarbeitung* von aggressiven Kindern und Jugendlichen ist Gegenstand einer Vielzahl von Studien gewesen (Crick und Dodge 1994; Runions und Keating 2007). Es wurde der Frage nachgegangen, ob die Art und Weise, wie soziale Situationen und Konflikte wahrgenommen und durchdacht werden, mit aggressivem Verhalten in Verbindung stehen. Nach dem Modell der sozialen Informationsverarbeitung (Crick und Dodge 1994) formt sich Sozialverhalten als Konsequenz eines Prozesses aus, der die folgenden Schritte umfasst:

1. Enkodierung und
2. Interpretation sozialer Reize,
3. Zielklärung,
4. Entwicklung von Handlungsalternativen,
5. Vorwegnahme der Handlungskonsequenzen und
6. Handlungsentscheidung.

Aggressives Verhalten wird in diesem Konzept als Konsequenz einer verzerrten sozialen Informationsverarbeitung verstanden, die sich zu einem relativ stabilen Muster ausprägt. Die verzerrte Informationsverarbeitung begünstigt aggressives Verhalten.

Dodge und Kollegen (2002) berichten über Zusammenhänge zwischen der sozialen Informationsverarbeitung von Grundschülern und Verhaltenseinschätzungen ihrer Lehrkräfte. Die Lehrkräfte beurteilten Kinder mit einer verzerrten Informationsverarbeitung deutlich aggressiver. Die Verzerrungen in der sozialen Informationsverarbeitung scheinen mit der vorherrschenden Aggressionsform zu korrespondieren (Crick und Dodge 1996). Für Kinder mit reaktiv-aggressivem Verhalten werden besonders Defizite in den ersten Schritten angenommen. Demnach unterstellen sie Anderen vermehrt feindliche Absichten und ihnen fallen weniger Handlungsalternativen ein. De Castro et al. (2012) berichten ebenfalls, dass aggressive Kinder häufiger aggressive Lösungen auswählen, obwohl ihnen die negativen Konsequenzen bewusst sind. Demnach wählen aggressive Kinder diese Handlungen aufgrund starker negativer Emotionen wie Ärger aus. Rache für eine moralische Übertretung eines Anderen wurde besonders häufig als Begründung für aggressives Handeln angegeben.

Helmsen et al. (2012) berücksichtigen in ihrer Studie mit Kindern im Kindergartenalter den Einfluss der Emotionsregulation auf die soziale Informationsverarbeitung. Die Autorengruppe kann verdeutlichen, dass Kinder mit einer mangelnden Emotionsregulation mehr aggressives Verhalten zeigen und dass diese Tatsache dazu führt, dass Schritte der sozialen Informationsverarbeitung erst gar nicht durchlaufen werden. Intensiv erlebte Emotionen (wie Ärger oder Wut) führen demnach unmittelbar zu aggressivem Verhalten.

Arsenio et al. (2009) untersuchten, ob sich für reaktive und proaktive Aggressionsformen Unterschiede in der sozialen Informationsverarbeitung oder in der moralischen Entwicklung bestimmen lassen. Sie stellen ein Zusammenhangsmuster dar, nachdem proaktiv-aggressive Jugendliche über mehr positive Gefühle (Freude) durch provozierte und nicht provozierte aggressive Angriffe auf Gleichaltrige berichten. Diese Befunde wurden damit begründet, dass die Täter ihre Auswirkungen beim Opfer bagatellisieren; Defizite in der sozialen Informationsverarbeitung werden nicht berichtet. Arsenio et al. (2009) folgern aus den Ergebnissen ihrer Studie, dass nur bei Jugendlichen mit reaktiv-aggressivem Verhalten eine Verzerrung der sozialen Informationsverarbeitung vorliegt. Proaktiv-aggressives Verhalten könne hingegen besser mit Defiziten der Moralentwicklung erklärt werden. Zusammenfassend kann also ein konsistenter Zusammenhang zwischen sozialer Informationsverarbeitung und aggressivem Verhalten festgestellt werden. Aus diesem Grund ist die Förderung sozial-kognitiver Problemlösefähigkeiten oftmals ein Ziel im Rahmen der Prävention und der Therapie bei aggressivem Verhalten.

Ein *geringer IQ und eine schlechte schulische Leistung* korreliert mit aggressivem Verhalten in der Kindheit und erwies sich in Längsschnittstudien als Hinweis für kriminelles und gewalttätiges Verhalten im Jugend- und im Erwachsenenalter (Ayduk et al. 2007). In der Pittsburgh Youth Study waren geringe schulische Leistungen ein Risikofaktor für aggressives Verhalten. Anhand dieser Daten wurde gezeigt, dass aggressive Jugendliche mit einem geringen IQ das größte Ausmaß an Impulsivität und das schwerwiegendste kriminelle Verhalten zeigen (Koolhof et al. 2007). Gleichzeitig wiesen sie die stärksten Defizite im Bereich Empathie auf und waren weniger gut dazu in der Lage, Schuld zu empfinden.

Murray und Farrington (2010) folgern, dass ein geringer verbaler IQ sowohl Schwierigkeiten in der Schule und einen vorzeitigen Abbruch der Schule bedingen als auch aggressives Verhalten bei Jugendlichen. Ein geringer IQ trägt möglicherweise auch dazu bei, dass diese Kinder weniger gut die Konsequenzen ihrer Handlungen voraussagen können.

Fergusson et al. (2005) kommen anhand der Daten der Christchurch Health and Development Study zu dem Schluss, dass ein geringer IQ nur im Kontext mit aggressivem Verhalten in der Kindheit zu delinquentem Verhalten im Jugendalter führt. Ein geringer IQ ohne aggressives Verhalten in der Kindheit sagte zwar Probleme in der Schule und ein geringes Einkommen im Erwachsenenalter vorher, aber nicht delinquentes Verhalten. Für die langfristige Prognose wirkt sich demnach die Kombination von frühen Verhaltensproblemen mit einem geringen IQ besonders ungünstig auf die weitere Entwicklung im Jugendalter aus.

3.2 Familiäre Risikofaktoren

Harsches Erziehungsverhalten und körperliche Bestrafung sind einschlägige Risikofaktoren aggressiven Verhaltens. Klapsen, Schütteln oder mit einem Gegenstand nach einem Kind werfen oder es damit schlagen sind Beispiele körperlicher Bestrafung. Der Anstieg aggressiven Verhaltens durch so ein Erziehungsverhalten kann durch Modelllernen erklärt werden. Die Kinder erleben, dass ihre Eltern durch körperliche Aggression Erfolg erzielen und ahmen dieses Verhalten Gleichaltrigen gegenüber nach. Desweiteren wird den Kindern eine Einstellung zu körperlicher Aggression vermittelt, die diese legalisiert. Vermehrtes aggressives Verhalten auf Seiten des Kindes tritt bereits bei weniger schwerwiegenden und teilweise akzeptierten Formen körperlicher Bestrafung auf, wie beim Klapsen. Gershoff et al. (2012) konnten in einer großen US-amerikanischen Längsschnittstudie zeigen, dass bereits das „Klapsen" mit vermehrtem aggressivem Verhalten aus Sicht der Lehrkraft einhergeht.

Körperliche Misshandlungen und –missbrauch als extreme Varianten eines negativen Erziehungsverhaltens sind empirisch belegte Risikofaktoren für kindliche Fehlentwicklung und aggressives Verhalten (Sousa et al. 2011; Teisl und Cicchetti 2008). Misshandlungen können auf Seiten des Kindes zu einem unangemessenen und impulsiven Verhalten in Konfliktsituationen beitragen, beispielsweise durch ein hohes physiologisches Erregungsniveau und Angst (Shields und Cicchetti 2001). Umgekehrt können frühe Traumatisierungen auch zu einer emotionalen Verflachung führen. Betroffene Kinder reagieren weniger stark auf angstauslösende oder bedrohliche Reize und damit unempfindlicher auf die Bedrohung durch die Eltern. Im Kontext mit Gleichaltrigen geht diese emotionale Verflachung jedoch mit einer problematischen sozial-kognitiven Problemlösung und aggressivem Verhalten einher (Shields und Cicchetti 2001). Teisl und Cicchetti (2008) zeigen auf, dass körperlich misshandelte Kinder Schwierigkeiten haben, Reize in sozialen Konfliktsituationen angemessen zu interpretieren. Sie generieren eher aggressive Handlungsalternativen und weisen Schwierigkeiten in der Emotionsregulation auf. Diese Defizite der sozialen Informationsverarbeitung stehen wiederum mit aggressivem Verhalten aus Sicht der Gleichaltrigen im Zusammenhang.

Bowen und Nowicki (2007) berichten, dass misshandelte Kinder generell mehr Schwierigkeiten aufweisen, bei anderen Emotionen zu erkennen, besonders Angst. Durch eine beeinträchtigte Empathieentwicklung sind diese Kinder weniger dazu in der Lage, Rücksicht auf die Bedürfnisse anderer Kinder zu nehmen und aggressives Verhalten wird dadurch wahrscheinlicher.

Odgers et al. (2007) gingen der Frage nach, welchen langfristigen Einfluss gewalttätiges Verhalten von Familienmitgliedern auf die Entwicklung aggressiven Verhaltens bei Kindern hat. Ausgewertet wurde dazu anhand von Daten der Dunedin Study, ob die Familienmitglieder eine Antisoziale Persönlichkeitsstörung, Alkohol- oder Drogenmissbrauch sowie ADHS aufwiesen oder rauchten. Sie kommen zu dem Ergebnis, dass das Vorliegen gewalttätigen Verhaltens bei den Eltern als Hinweis darauf genutzt werden kann, um zwischen chronisch aggressivem Verhalten mit Beginn in der Kindheit, auf die Kindheit begrenztes aggressives Verhalten und im Jugendalter auftretendes aggressives Verhalten zu unterscheiden. Besonders die Anzahl der Familienmitglieder mit Störungen durch Alkoholkonsum unterschied zwischen dem chronischen Typ aggressiven Verhaltens und dem auf die Kindheit begrenzten. Für die therapeutische Praxis folgern Odgers et al. (2007), dass besonders mütterlicher Alkoholkonsum erfasst werden sollte, um diese Information zur Identifikation besonders gefährdeter Kinder zu nutzen.

Ehe- oder Partnerkonflikte, Ein-Elternschaft und Gewalt in der elterlichen Partnerschaft erhöhen das Risiko für aggressives Verhalten beim Kind (Krohn et al. 2009; Loeber et al. 2000). Anhand der Daten der „Cambridge Study in Delinquent

Development" gingen Juby und Farrington (2001) der Frage nach, wie sich zerrüttete Familienverhältnisse auf die Entwicklung aggressiven Verhaltens auswirken. Sie können aufzeigen, dass 29 % der Jungen aus zerrütteten Familien bereits im Jugendalter eine Verurteilung wegen kriminellen Verhaltes aufwiesen im Vergleich zu 18 % der Jungen aus intakten Familien. Die Jugendlichen geben im Selbstbericht mehr delinquentes Verhalten an und werden im Erwachsenenalter häufiger verurteilt. Das Risiko für aggressives Verhalten war jedoch nicht nur im Falle einer Trennung oder Scheidung der Eltern erhöht, sondern auch wenn die Partnerschaft der Eltern durch ein hohes Ausmaß von Konflikten geprägt war. Elterliche Disharmonie war in dieser Studie bedeutsamer als der Verlust des Vaters durch Tod, aber nicht als der Tod der Mutter.

Wechselnde Bezugspersonen, zum Beispiel durch eine neue Partnerschaft oder Fremdplatzierung, gingen ebenfalls mit einer erhöhten Rate selbstberichteten aggressiven Verhaltens im Jugendalter einher. In der Studie von Juby und Farrington (2001) konnte der Zusammenhang zwischen zerrütteten familiären Verhältnissen und aggressivem Verhalten auch nach der Kontrolle einer Reihe weiterer Risikofaktoren (wie ein geringer IQ und geringe schulische Leistungen, kriminelles Verhalten des Vaters, finanziellen Schwierigkeiten) nachgewiesen werden. Die Autoren weisen darauf hin, dass die Art der Trennung bzw. der familiären Zerrüttung eine bedeutsame Rolle spielt, weil davon die weiteren Lebensbedingungen der Kinder geprägt werden. So haben Kinder, die nach der Trennung bei der Mutter aufwachsen, nicht so ein hohes Risiko für aggressives Verhalten wie Kinder, die bei ihrem Vater aufwachsen, möglicherweise weil die Mutter engagierter in der Kindererziehung ist.

Averdijk et al. (2012) berichten ebenfalls aus einer längsschnittlichen Studie über den Zusammenhang zwischen Trennung der Eltern und aggressivem Verhalten in der Kindheit. Sie analysierten dabei das Auftreten von Verhaltensproblemen vor, während und nach der Trennung der Eltern. Sie zeigen auf, dass aggressives Verhalten vor der Trennung ansteigt, währenddessen gipfelt und anschließend wieder abfällt. Sie können direkte Effekte durch die Trennung und durch einen Anstieg mütterlicher Depression auf aggressives Verhalten aufzeigen, aber nicht durch finanzielle Schwierigkeiten oder elterliche Disharmonie. Da die Werte mütterlicher Depression, kindlicher Verhaltensprobleme und elterlicher Disharmonie bis zur Trennung ansteigen und dann mehr oder weniger übereinstimmend abfallen, betonen Averdijk et al. (2012), dass es sich bei der Trennung von Eltern nicht um ein Ereignis, sondern um einen Prozess handelt, der sich auf die kindliche Entwicklung auswirkt. Für den direkten Effekt der Trennung auf den Anstieg aggressiven Verhaltens werden verschiedene Erklärungen diskutiert. Die Kinder sind aufgrund der Abwesenheit eines Elternteils weniger gut beaufsichtigt, die Eltern-Kind-Bindung verschlechtert sich oder erhöhter Stress und fehlattribuierte Schuld an der Trennung führen zu vermehrten Verhaltensproblemen. Demnach sind vielfältige Prozesse denkbar, durch die bei einem Kind durch elterliche Disharmonie und Trennung aggressives Verhalten begünstigt wird. Deutlich ist jedoch, dass Kinder aus zerrütteten Familien ein erhöhtes Risiko für aggressives Verhalten besitzen und zwar direkt zum Zeitpunkt der Trennung aber auch in Folge durch veränderte Lebensbedingungen.

Armut und finanzielle Schwierigkeiten der Eltern gelten ebenfalls als Risikofaktor für aggressives Verhalten (Galloway und Skardhamar 2010). Es wird angenommen, dass der Zusammenhang zwischen einem geringen Einkommen und aggressivem Verhalten über familiäre Sozialisationsbedingungen vermittelt wird, beispielsweise über ein negatives Erziehungsverhalten. In der „Christchurch Health and Developmental Study" gab es keinen Zusammenhang mehr zwischen dem Einkommen bzw. dem Beruf des Vaters und aggressivem Verhalten der Kinder, wenn das Erziehungsverhalten der Eltern berücksichtigt wurde (Fergusson et al. 2004). Finanzielle Schwierigkeiten sind in dieser Studie mit einer großen Anzahl weiterer Risikofaktoren verbunden. Die Eltern schlagen oder vernachlässigen die Kinder häufiger, es besteht eine geringe Qualität der Eltern-Kind-Beziehung und die Eltern berichten selbst häufiger von kriminellem Verhalten. Die Kinder haben mehr Probleme in der Schule, sie erbringen schlechtere Leistungen als sie nach ihren Fähigkeiten erzielen könnten und sie schwänzen häufiger. Der Bildungsstand der Eltern ist nach Galloway und Skardhamar (2010) ein Faktor, der die Beziehung zwischen Armut und aggressivem Verhalten auflöst; zumindest für diejenigen Kinder, die nicht aus den 20 % ärmsten Familien stammten. Sie folgern, dass der Bildungsstand der Eltern und die damit assoziierte Lebensführung wichtiger sind als die finanziellen Ressourcen einer Familie.

3.3 Risiken im weiteren Umfeld des Kindes

Einfluss der Gleichaltrigen. Aggressives Verhalten tritt im Jugendalter häufiger auf, wenn Freunde ebenfalls abweichendes Verhalten zeigen. Die Richtung der Beziehung ist jedoch nicht eindeutig. Jugendliche mit delinquenten Freunden zeigen mehr aggressives Verhalten, so dass diese das abweichende Verhalten auslösen oder verstärken können. Allerdings suchen sich Jugendliche mit aggressivem Verhalten auch eher Freunde, die häufiger abweichendes Verhalten zeigen.

Tremblay et al. (2001) können anhand der Daten der Montreal Study aufzeigen, dass die Ausprägung aggressiven Verhaltens den Einfluss der Gleichaltrigen verändert. Dazu wurden Kinder im Alter zwischen zehn und zwölf Jahren nach der Ausprägung aggressiven Verhaltens in vier Gruppen unterteilt:

- massiv aggressives Verhalten,
- moderat aggressives Verhalten,
- durchschnittlich angepasstes Verhalten und
- sehr angepasstes Verhalten.

Es wurde der Frage nachgegangen, ob sich die Kinder in den vier Gruppen im Alter von 13 Jahren in Abhängigkeit vom Verhalten der Freunde bezüglich aggressiven Verhaltens unterscheiden. Interessanterweise zeigten die Jugendlichen, die massiv aggressives Verhalten aufwiesen, unabhängig vom Verhalten ihrer Freunde immer ein hohes Ausmaß aggressiven Verhaltens. Selbst wenn sie Freunde hatten, die nur durchschnittlich oder kein aggressives Verhalten berichteten. Jungen ohne aggressives Verhalten waren scheinbar vor dem Einfluss abweichender Freunde geschützt. Unabhängig davon, ob sie aggressive oder unauffällige Freunde hatten, zeigten diese Jungen immer ein geringes Ausmaß aggressiven Verhaltens auf. Der negative bzw. positive Effekt der Gleichaltrigen trat lediglich bei den moderat aggressiven Jungen auf. Hatten diese Freunde mit stark ausgeprägtem aggressivem Verhalten, dann stieg auch bei ihnen das aggressive Verhalten an. Hatten sie angepasste Freunde, war das aggressive Verhalten in dieser Gruppe am geringsten. Wie sich der Einfluss von Gleichaltrigen auf die Entwicklung aggressiven Verhaltens auswirkt, ist demnach abhängig von den bereits bestehenden Verhaltensmustern in der späten Kindheit.

Der Einfluss von Gleichaltrigen wird aufgrund dieser und anderer Ergebnisse im Zusammenhang mit den Typen aggressiver Verhaltensstörungen diskutiert. Patterson et al. (2000) gehen davon aus, dass der Einfluss von Gleichaltrigen mit stark abweichendem Verhalten besonders groß ist bei Jugendlichen mit im Jugendalter auftretendem aggressiven Verhalten, während er bei aggressiven Jugendlichen mit frühem Beginn des Problemverhaltens gering oder nicht vorhanden ist. Kinder mit früh auftretendem aggressivem Verhalten müssen eher Freundschaften mit Problemkindern eingehen, da sie von prosozialen orientierten Gleichaltrigen seltener als Freund akzeptiert werden. In einer Befragung von Gleichaltrigen zeigen Sijtsema et al. (2010) auf, dass aggressive Kinder eher Freundschaften mit prosozialen Kindern bevorzugen, die ihnen emotionale und praktische Unterstützung anbieten. Damit wünschen sie sich Freundschaften, wie alle anderen Kinder. Allerdings beruht diese Freundschaft nicht auf Gegenseitigkeit, da die Kinder in der Befragung diese Freundschaft nicht bestätigten. Aggressive Kinder können ihre Freundschaftswünsche nicht umsetzen und gehen daher Freundschaften mit anderen aggressiven Kindern ein.

Merkmale der Schule. Die Schule stellt einen wichtigen Lebensbereich für Kinder und Jugendliche dar. Aggressives Verhalten führt in der Schule zu Problemen mit Gleichaltrigen und Lehrkräften. Das Interesse an und die emotionale

Verbundenheit mit der Schule ist bei Kindern mit aggressivem Verhalten in der Regel geringer als bei Kindern ohne aggressives Verhalten (Li et al. 2011). Sie haben weniger Vertrauen darin, dass ihre Lehrkräfte gerecht und fair mit ihnen umgehen (Gottfredson et al. 2005). An schulischen Aktivitäten nehmen sie seltener teil. Problematisch ist die Konzentration von Schülern mit aggressivem Verhalten an einer Schule. Kinder aus einem Wohnbezirk kommen hier zusammen und das abweichende Verhalten wird dadurch weiter verstärkt. Das Schulklima oder die Organisation können das aggressive Verhalten beeinflussen. An Schulen mit klaren und verbindlichen Regeln und einem starken Fokus auf lernbezogene Tätigkeiten zeigen Schüler weniger störendes Verhalten (Gottfredson et al. 2005; Payne 2008). Allerdings nahm in der Studie von Gottfredson et al. (2005) dadurch nicht die Häufigkeit der Viktimisierung von Lehrkräften ab. Dies wurde jedoch an Schulen mit einem positiven Schulkima erreicht.

Merkmale des Wohnviertels. Kinder und Jugendliche mit aggressivem Verhalten wachsen überproportional häufig in städtischen Bezirken mit benachteiligten Familien auf (Schonberg und Shaw 2007; White und Renk 2012). Die Wohngebiete sind durch die Zerstörung öffentlicher Einrichtungen gekennzeichnet und die nachbarschaftlichen Beziehungen sind wenig ausgeprägt. Bereits Gottfredson et al. (1991) gingen jedoch davon aus, dass das Wohnviertel keinen direkten Einfluss auf die Entwicklung aggressiven Verhaltens besitzt, sondern nur einen indirekten über die dort lebenden Menschen, deren Merkmale und Lebensumstände. So leben dort beispielsweise eher Familien mit geringen finanziellen Ressourcen, die sich teurere Wohnbezirke nicht leisten können. An die familiären Verhältnisse sind wahrscheinlich weitere Risikofaktoren geknüpft, die zu einem geringen Einkommen beitragen und gleichzeitig aggressives Verhalten bei Kindern fördern (z. B. geringe Bildung, problematisches Erziehungsverhalten).

Eine aktuelle Studie von Odgers et al. (2012) bestätigt diese Erklärung zu weiten Teilen. Demnach zeigen Kinder aus benachteiligten Wohngebieten mehr aggressives Verhalten als Kinder aus begünstigten Wohngebieten. Dieser Unterschied im Verhalten der Kinder nimmt vom fünften bis zum zwölften Lebensjahr zu. Während es bei den Kindern aus bevorzugten Wohngebieten zu einem Rückgang aggressiven Verhaltens in der mittleren Kindheit kommt, findet dieser bei Jungen aus benachteiligten Wohngebieten gar nicht erst statt. Der Zusammenhang zwischen Merkmalen des Wohnviertels und dem aggressiven Verhalten der Kinder bestand in dieser Studie auch noch, nachdem der sozioökonomische Status der Familie, gewalttätiges Verhalten der Eltern, psychische Probleme der Eltern und häusliche Gewalt als Risikofaktoren für aggressives Verhalten kontrolliert wurden. Allerdings stellte sich ein positives Erziehungsverhalten (d. h. mütterliche Wärme, Interesse und Kontrolle der kindlichen Aktivitäten) als Mediator dieser Beziehung heraus. Ein benachteiligtes Wohngebiet hat keinen Effekt mehr auf das Verhalten der Kinder, wenn die Eltern ein positives Erziehungsverhalten aufweisen.

4 Kumulatives Risikomodell

Es lässt sich eine große Anzahl von Risikofaktoren für aggressives Verhalten bestimmen. Es stellt sich dabei die Frage, wie die Risikofaktoren gemeinsam auf die Entwicklung eines Kindes wirken, denn nicht alle sind spezifisch für aggressives Verhalten. Beispielsweise sind Partnerschaftsprobleme der Eltern oder ein geringer Sozialstatus der Familie eher unspezifische Risiken für verschiedene Fehlanpassungen im Kindesalter.

Im Rahmen eines kumulativen Risikomodells wird angenommen, dass nicht ein isolierter Risikofaktor zu einem negativen Entwicklungsverlauf beiträgt, sondern besonders die negative Wechselwirkung von mehreren Risiken gleichzeitig das bedeutsame Ursachenbündel ausmacht (Atzaba-Poria et al. 2004). Belastungen einer Familie treten in der Regel nicht isoliert auf, sondern ziehen weitere nach sich, das heißt Risikofaktoren sind miteinander verknüpft.

Im Rahmen der Christchurch Study (Fergusson und Horwood 2001) wird zum Beispiel berichtet, dass 5 % der Kinder mit den meisten familiären Risikofaktoren verglichen mit den 50 %, die in besseren familiären Verhältnissen aufwuchsen, ein um das 100fach erhöhte Risiko für vielfältige Probleme im Erwachsenenalter aufweisen. Die Autoren schätzen den Effekt isolierter Risikofaktoren auf die kindliche Entwicklung eher gering bis moderat ein. Familiäre Risikofaktoren stehen miteinander im Zusammenhang und beeinflussen sich wechselseitig, so dass Kinder in der Regel nicht einer Belastung ausgesetzt sind, sondern jeweils gleich mehreren. In diesem Sinne können einzelne Risikofaktoren weitere nach sich ziehen und sich so über den Entwicklungsverlauf addieren. Daher sind neben der Art auch die Anzahl der Risikofaktoren entscheidend für die Ausprägung aggressiven Verhaltens (Deater-Deckard et al. 1998).

F. Petermann, U. Koglin, *Aggression und Gewalt bei Kindern und Jugendlichen*, essentials, DOI 10.1007/978-3-658-08489-9_4

Neben der Kumulation der Risiken muss das Wechselspiel zwischen den Risikofaktoren und der kindlichen Entwicklung über den zeitlichen Verlauf betrachtet werden. Ein Beispiel für ein Erklärungsmodell, dass dieses Wechselspiel beschreibt, wurde von Webster-Stratton und Taylor (2001) vorgelegt. Ausgehend von einem schwierigen Temperament, das zu frühen Verhaltensproblemen wie impulsivem, hyperaktivem und trotzigem Verhalten führt, werden negative Rückkoppelungen zwischen dem Verhalten des Kindes und der Eltern angenommen. Eltern, die sich durch das schwierige Verhalten ihrer Kinder gestresst und überfordert fühlen, reagieren mit unangemessenem Erziehungsverhalten wie harten Disziplinierungsmaßnahmen. Es können sogenannte Erpresserspiele auftreten, die langfristig dazu führen, dass ein Kind lernt, erpresserisches Verhalten wie Wutanfälle als Mittel zur Vermeidung von unangenehmen Situationen oder Aufforderungen anzuwenden. Dieser Lerneffekt entsteht, wenn Eltern versuchen; ihr Kind durch den Wegfall von Aufforderungen zu beschwichtigen. Letztlich resignieren die Eltern damit gegenüber der Verhaltensproblematik ihrer Kinder. Durch Vermeidungslernen wird das Kind darin verstärkt, durch schwieriges Verhalten unangenehmen Situationen zu entgehen. Setzt ein Kind das erpresserische Verhalten als generellen Stil für zwischenmenschliche Interaktionen ein, ohne gleichzeitig prosoziales Verhalten zu erlernen, besteht ein hohes Risiko für langfristig aggressives Verhalten (vgl. Brennan et al 2003). Das unangemessene Erziehungsverhalten verstärkt die frühen Verhaltensprobleme der Kinder und die Wahrscheinlichkeit für massiv aggressives Verhalten steigt. Weitere Belastungen der Familie, wie finanzielle Probleme oder chronische Erkrankungen der Eltern, wirken sich zusätzlich negativ auf die kindliche Entwicklung aus. Diese können entscheidend die Qualität des Erziehungsverhaltens vermindern, indem beispielsweise weniger Zeit mit dem Kind verbracht wird, die Kinder weniger Unterstützung und kognitive Anregungen erhalten. Dieser negative Kreislauf verstärkt die Probleme es Kindes.

Biologische Risikofaktoren scheinen eine größere Rolle für stabil aggressives Verhalten, für körperlich aggressives und proaktiv-aggressives Verhalten zu besitzen (Viding et al. 2008). Die letztgenannten Aggressionsformen treten häufiger bei Personen mit einem über den Lebenslauf stabilen aggressiven Verhalten auf. Die genetische Vulnerabilität kann sich im Wechselspiel mit der Umwelt in einer Reihe von Veränderungen ausdrücken, zum Beispiel durch strukturelle oder funktionelle neurologische Auffälligkeiten, in zentralnervösen und autonomen Prozessen oder biochemischen Abweichungen.

In einer Übersichtsarbeit stellt Tremblay (2010) ein Modell zur Entwicklung aggressiven Verhaltens vor, das epigenetische Ergebnisse integriert (vgl. Abb. 4.1). Damit wird die genetische Vulnerabilität für aggressives Verhalten stärker als in

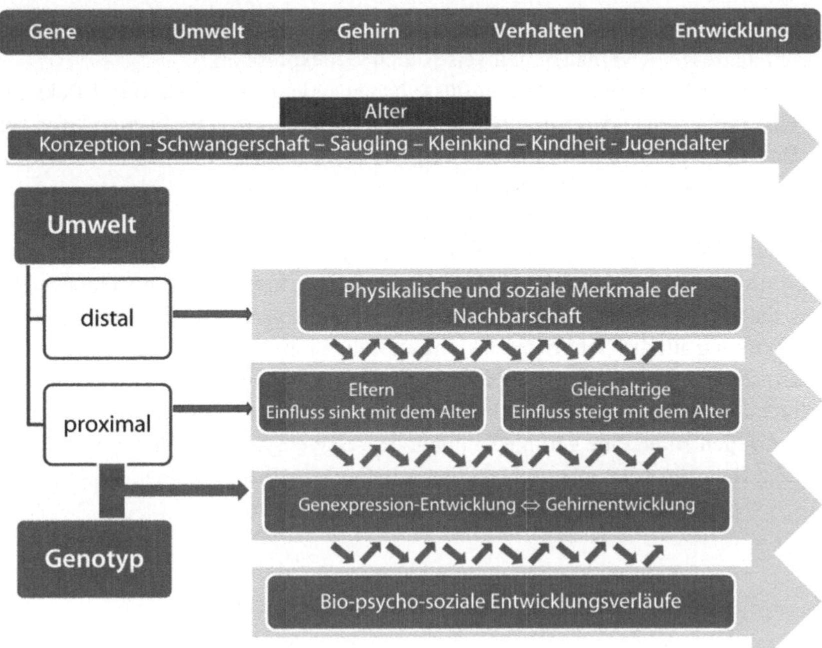

Abb. 4.1 Biopsycho-soziales Entwicklungs-modell. (Adaptiert nach Tremblay 2010, S. 357; mit freundlicher Genehmigung von John Wiley und Sons Inc.)

dem Modell von Webster-Stratton und Taylor (2001) betont, ohne den Einfluss der Umwelt zu begrenzen. In dem Modell formuliert Tremblay (2010) folgende Annahmen zur Entwicklung aggressiven Verhaltens:

- Entwicklungsverläufe aggressiven Verhaltens von der frühen Kindheit bis zum Erwachsenenalter bilden ein Resultat aus der genetischen Ausstattung, der unmittelbaren sozialen umgebung (= proximale Faktoren) und der sozialen Umwelt (= distale Faktoren).
- Die frühe Lebensumwelt des Kindes wird durch den vorangegangenen Entwicklungsverlauf der Eltern bestimmt. Durch den Einfluss auf die Genexpression und die Gehirnentwicklung bestimmt dieser in zentraler Weise die Entwicklung aggressiven Verhaltens.
- Mütter haben den größten Einfluss auf die frühe Genexpression.

- Im Laufe der Entwicklung hat die Umwelt des Kindes einen größeren Einfluss auf aggressives Verhalten, teilweise durch Genexpression.
- Die genetischen und Umwelteinflüsse haben zudem einen negativen Effekt auf eine Reihe von anderen gesundheitlichen und psychischen Problemen, wie zum Beispiel emotionale Störungen, Übergewicht, Allergien, Asthma, Substanzkonsum, Schulleistung und Arbeitslosigkeit.

Tremblay (2010) unterstreicht im Rahmen seiner zusammenfassenden Betrachtung der Entwicklung aggressiven Verhaltens die früh auftretenden Entwicklungsrisiken, die bereits vor der Geburt sichtbar werden und während der Schwangerschaft ihre Wirkung auf die Gehirnentwicklung entfalten. Für die Umsetzung von Präventionsmaßnahmen sind zum Beispiel die Problemverhaltensweisen im Umfeld und während einer Schwangerschaft bedeutsam; dies sind vor allem Verhaltensprobleme im Jugendalter, eine geringe Bildung, depressive Symptome der (potentiellen) Mütter, Rauchen oder eine problembelastete Beziehung zum Partner.

5 Zusammenfassung und Schlussfolgerungen

Aggressives Verhalten kann sich im Entwicklungsverlauf anhand sehr unterschiedlicher Symptome äußern. Mit aggressivem Verhalten verfolgen Kinder sehr unterschiedliche Ziele, die auf unterschiedliche Motivationslagen zurückzuführen sind. Die unterschiedlichen Formen aggressiven Verhaltens gehen mit verschiedenen Risikofaktoren einher (vgl. Kap. 1). Aus dem Blickwinkel der Entwicklungspsychopathologie wird deutlich, dass eine große Gruppe von Kindern existiert, die kein oder kaum aggressives Verhalten zeigt. Darüber hinaus existiert eine kleine Gruppe von Kindern, die bereits sehr früh ein hohes Ausmaß aggressiven Verhaltens zeigt und dieses Problemverhalten über den Lebensverlauf beibehält. Die Auswirkungen für diese Kinder sind folgenschwer und betreffen zahlreiche Lebensbereiche bis ins Erwachsenenalter. Geschlechtsspezifische Unterschiede für diese Entwicklungsverläufe konnten bislang nicht hinreichend bestätigt werden. Zudem existiert eine Gruppe, bei der aggressives Verhalten im Jugendalter auftritt. Einige dieser Jugendlichen legen dieses Verhalten bis zum Erwachsenenalter nicht wieder ab. Häufig sind Straftaten und Substanzmissbrauch die Folge und zugleich Barrieren, die eine Rückkehr ins normale Leben erschweren.

Aggressives Verhalten resultiert aus einem komplexen Zusammenspiel bio-psycho-sozialer Risikofaktoren. Die Kenntnis von Risikofaktoren trägt dazu bei, das Auftreten aggressiven Verhaltens nachzuvollziehen und Ansatzpunkte für die Prävention und Therapie abzuleiten. Faktoren sind beispielsweise selbstregulative Fähigkeiten eines Kindes oder seine sozial-kognitiven Kompetenzen, da sie unmittelbar mit einer Handlung verknüpft sind. Im Rahmen von Prävention oder Therapie kann hier direkt durch eine Förderung angesetzt werden. Die Risikofaktoren haben über das Kindesalter hinweg einen unterschiedlichen Einfluss auf die Entwicklung.

F. Petermann, U. Koglin, *Aggression und Gewalt bei Kindern und Jugendlichen*, essentials, DOI 10.1007/978-3-658-08489-9_5

Für die Diagnose, Therapie und Prognose ist die Anzahl der Risikofaktoren eines Kindes bedeutsam. Risikofaktoren treten nicht isoliert voneinander auf. Sie beeinflussen sich wechselseitig und haben einen kumulativen Effekt auf die kindliche Entwicklung. Je mehr Risikofaktoren bei einem Kind vorliegen, desto größer ist die Wahrscheinlichkeit für eine Chronifizierung aggressiven Verhaltens. Je früher, vielfältiger und schwerwiegender aggressives Verhalten auftritt, desto größer ist das Risiko für stabiles aggressives Verhalten (Lahey et al. 2002).

Die epigenetische Sichtweise erweitert das Verständnis für bio-psycho-soziale Wechselwirkungen. Sie zeigt beispielsweise auf, warum Kindesmisshandlung und – vernachlässigung einen so nachhaltigen negativen Effekt auf die kindliche Entwicklung haben kann. Umgekehrt hat sie jedoch auch das Potenzial zu erklären, warum Kinder sich durch einen Wechsel der Lebensumgebung nach solchen Erfahrungen erholen und positiv entwickeln können. Die Bedeutung einer möglichst frühzeitigen Intervention für Schwangere mit vielen Risikofaktoren wird dadurch weiter unterstützt (Tremblay 2010).

Was Sie aus diesem Essential mitnehmen können

- Aggressives Verhalten von Kindern und Jugendlichen ist ein verbreitetes Phänomen, das in verschiedenen Formen auftritt.
- Aktuelle Forschungsergebnisse zu den Ursachen und dem Verlauf zeigen eine Reihe von Risiko- und Schutzfaktoren für aggressives Verhalten auf.
- Es ist notwendig, für verschiedene Formen aggressiven Verhaltens Ursachen zu unterscheiden, um effektive Interventionen zu entwickeln.

F. Petermann, U. Koglin, *Aggression und Gewalt bei Kindern und Jugendlichen*,
essentials, DOI 10.1007/978-3-658-08489-9

Literatur

Arsenio, W. F., Adams, E., & Gold, J. (2009). Social information processing, moral reasoning, and emotion attributions: Relations with adolescents reactive and proactive aggression. *Child Development, 80,* 1739–1755.

Atzaba-Poria, N., Pike, A., & Deater-Deckard, K. (2004). Do risk factors for problem behaviour act in a cumulative manner? An examination of ethnic minority and majority children through an ecological perspective. *Journal of Child Psychology and Psychiatry, 45,* 707–718.

Averdijk, M., Malti, T., Eisner, M., & Ribeaud, D. (2012). Parental separation and child aggressive and internalizing behavior: An event history calendar analysis. *Child Psychiatry and Human Development, 43,* 184–200.

Ayduk, O., Rodriguez, M. L., Mischel, W., Shoda, Y., & Wright, J. (2007). Verbal intelligence and self-regulatory competencies: Joint predictors of boys' aggression. *Journal of Research in Personality, 41,* 374–388.

Baillargeon, R. H., Thibodeau, E., Lefebvre, F., & Jeyaganth, S. (2011). Obstetrical complications and physical aggression behaviours before the age of 2. *Canadian Journal of Psychiatry, 56,* 427–435.

Barker, E. D., Oliver, B. R., & Maughan, B. (2010). Co-occurring problems of early onset persistent, childhood limited, and adolescent onset conduct problem youth. *Journal of Child Psychology and Psychiatry, 51,* 1217–1226.

Blair, R. J. R., Colledge, E., Murray, L., & Mitchell, D. G. V. (2001). A selective impairment in the processing of sad and fearful expressions in children with psychopathic tendencies. *Journal of Abnormal Child Psychology, 29,* 491–498.

Blair, R. J. R., Budhani, S., Colledge, E., & Scott, S. (2005). Deafness to fear in boys with psychopathic tendencies. *Journal of Child Psychology and Psychiatry, 46,* 327–336.

Bowen, E., & Nowicki, S. (2007). The nonverbal decoding ability of children exposed to family violence or maltreatment: Prospective evidence from a British cohort. *Journal of Nonverbal Behavior, 31,* 169–184.

Brennan, P. A., Hall, J., Bor, W., Najman, J. M., & Williams, G. (2003). Integrating biological and social processes in relation to early-onset persistent aggression in boys and girls. *Developmental Psychology, 39,* 309–323.

Burt, S. A. (2009). Are there meaningful etiological differences within antisocial behavior? Results of a meta-analysis. *Clinical Psychology Review, 29,* 163–178

F. Petermann, U. Koglin, *Aggression und Gewalt bei Kindern und Jugendlichen,*
essentials, DOI 10.1007/978-3-658-08489-9

Calkins, S. D. (2010). Commentary: Conceptual and methodological challenges to the study of emotion regulation and psychopathology. *Journal of Psychopathology and Behavioral Assessment, 32,* 92–95.

Campbell, S. B. (2002). *Behavior problems in preschool children. Clinical and developmental issues* (2. Aufl.). New York: Guilford.

Costello, E. J., Mustillo, S., Erkanli, A., Keeler, G., & Angold, A. (2003). Prevalence and development of psychiatric disorders in childhood and adolescence. *Archives of General Psychiatry, 60,* 837–844.

Crick, N. R. (1997). Engagement in gender normative versus nonnormative forms of aggression: Links to a social psychological adjustment. *Developmental Psychology, 33,* 610–617.

Crick, N. R., & Dodge, K. A. (1994). A review and reformulation of social information-processing mechanisms in children´s social adjustment. *Psychological Bulletin, 115,* 74–101.

Crick, N. R., & Dodge, K. A. (1996). Social information-processing mechanisms in reactive and proactive aggression. *Child Development, 67,* 993–1002.

Crick, N. R., & Grotpeter, J. K. (1995). Relational aggression, gender, and social psychological adjustment. *Child Development, 66,* 710–722.

Crockenberg, S. C., Leerkes, E. M., & Jo, P. S. B. (2008). Predicting aggressive behavior in the third year from infant reactivity and regulation as moderated by maternal behavior. *Development and Psychopathology, 20,* 37–54.

Deater-Deckard, K., Dodge, K. A., Bates, J. E., & Petit, G. S. (1998). Multiple risk factors in the development of externalizing behaviors problems: Group and individual differences. *Development and Psychopathology, 10,* 469–493.

de Castro, B. O., Verhulp, E. E., & Runions, K. (2012). Rage and revenge: Highly aggressive boys' explanations for their responses to ambiguous provocation. *European Journal of Developmental Psychology, 9,* 331–350.

de Wied, M., Goudena, P. P., & Matthys, W. (2005). Empathy in boys with disruptive behavior disorders. *Journal of Child Psychology and Psychiatry, 46,* 867–880.

Dodge, K. A., Laird, R., Lochman, J. E., & Zelli, A. (2002). Multidimensional latent-construct analysis of children's social information processing patterns: Correlations with aggressive behavior problems. *Psychological Assessment, 14,* 60–73.

Eisenberg, N. (2000). Emotion, regulation, and moral development. *Annual Review of Psychology, 51,* 665–697.

Fergusson, D. M., & Horwood, L. J. (2001). The Christchurch Health and Development Study: Review of findings on child and adolescent mental health. *Australian and New Zealand Journal of Psychiatry, 35,* 287–296.

Fergusson, D., Swain-Campbell, N., & Horwood, J. (2004). How does childhood economic disadvantage lead to crime? *Journal of Child Psychology and Psychiatry, 45,* 956–966.

Fergusson D. M., Horwood L. J., & Riddes E. M. (2005). Show me the child at seven II: childhood intelligence and later outcomes in adolescence and young adulthood. *Journal of Child Psychiatry, 46,* 850–858.

Frick, P. (1998). *Conduct disorders and severe antisocial behavior*. New York: Plenum Press.

Frick, P. J., & Morris, A. S. (2004). Temperament and developmental pathways to conduct problems. *Journal of Clinical Child and Adolescent Psychology, 33,* 54–68.

Frick, P. J., Ray, J. V., Thornton, L. C., & Kahn, R. E. (2014). Can callous-unemotional traits enhance the understanding, diagnosis, and treatment of serious conduct problems in children and adolescents? A comprehensive review. *Psychological Bulletin, 140,* 1–57.

Galloway, T. A., & Skardhamar, T. (2010). Does parental income matter for onset of offending? *European Journal of Criminology, 7,* 424–441.

Garner, P. W., Dunsmore, J. C., & Southam-Gerrow, M. (2008). Mother-child conversations about emotions: Linkages to child aggression and prosocial behavior. *Social Development, 17,* 259–277.

Gershoff, E. T., Lansford, J. E., Sexton, H. R., Davis-Kean, P., & Sameroff, A. J. (2012). Longitudinal links between spanking and children's externalizing behaviors in a national sample of White, Black, Hispanic, and Asian American families. *Child Development, 83,* 838–843.

Gottfredson, D. C., Mcneil, R. J., & Gottfredson, G. D. (1991). Social area influences on delinquency – a multilevel analysis. *Journal of Research in Crime and Delinquency, 28,* 197–226.

Gottfredson, G. D., Gottfredson, D. C., Payne, A. A., & Gottfredson, N. C. (2005). School climate predictors of school disorder: Results from a national study of delinquency prevention in schools. *Journal of Research in Crime and Delinquency, 42,* 412–444.

Helmsen, J., & Petermann, F. (2010). Emotionsregulationsstrategien und aggressives Verhalten im Kindergartenalter. *Praxis der Kinderpsychologie und Kinderpsychiatrie, 59,* 775–791.

Helmsen, J., Koglin, U., & Petermann, F. (2012). Emotion regulation and aggressive behavior in preschoolers: The mediating role of social information processing. *Child Psychiatry and Human Development, 43,* 87–101.

Hoffman, M.L. (2000). *Empathy and moral development*. New York: Cambridge University Press.

Juby, H., & Farrington, D. P. (2001). Disentangling the link between disrupted families and delinquency. *British Journal of Criminology, 41,* 22–40.

Koglin, U., & Petermann, F. (2008). Inkonsistentes Erziehungsverhalten – Ein Risikofaktor für aggressives Verhalten? *Zeitschrift für Psychiatrie Psychologie, und Psychotherapie, 56,* 287–293.

Koglin, U., & Petermann, F. (2012). Callous-unemotional Traits: Verhaltensprobleme und prosoziales Verhalten bei Kindergartenkindern. *Kindheit und Entwicklung, 21,* 141–150.

Koolhof, R., Loeber, R., Wei, E. H., Pardini, D., & D'Escury, A. C. (2007). Inhibition deficits of serious delinquent boys of low intelligence. *Criminal Behaviour and Mental Health, 17,* 274–292.

Krohn, M. D., Hall, G. P., & Lizotte, A. J. (2009). Family transitions and later delinquency and drug use. *Journal of Youth and Adolescence, 38,* 466–480.

Lahey, B. B., & Waldman, I. D. (2012). Annual research review: Phenotypic and causal structure of conduct disorder in the broader context of prevalent forms of psychopathology. *Journal of Child Psychology and Psychiatry, 53,* 536–557.

Lahey, B. B., Loeber, R., Burke, J., & Rathouz, P. J. (2002). Adolescent outcomes of childhood conduct disorder among clinic-referred boys: Predictors of improvement. *Journal of Abnormal Child Psychology, 30,* 333–348.

LaPrairie, J. L., Schechter, J. C., Robinson, B. A., & Brennan, P. A. (2011). Perinatal risk factors in the development of aggression and violence. In R. Huber, D. L. Bannasch, P. Brennan & K. Frishman (Hrsg.), *Aggression* (Bd. 75, S. 215–253). San Diego : Elsevier Academic Press.

Li, Y., Zhang, W., Liu, J., Arbeit, M. R., Schwartz, S. J., Bowers, E. P., & Lerner, R. M. (2011). The role of school engagement in preventing adolescent delinquency and substance use: A survival analysis. *Journal of Adolescence, 34,* 1181–1192.

Loeber, R., Burke, J. D., Lahey, B. B., Winters, A., & Zera, M. (2000). Oppositional defiant and conduct disorder: A review of the past 10 years, Part I. *Journal of the American Academy of Child and Adolescent Psychiatry, 39,* 1468–1484.

Lorber, M. F., & Egeland, B. (2011). Parenting and infant difficulty: Testing a mutual exacerbation hypothesis to predict early onset conduct problems. *Child Development, 82,* 2006–2020.

McLaughlin, K. A., Hatzenbuehler, M. L., Mennin, D. S., & Nolen-Hoeksema, S. (2011). Emotion dysregulation and adolescent psychopathology: A prospective study. *Behaviour Research and Therapy, 49,* 544–554.

Moffitt, T. E. (1993). Adolescence limited and life course persistent antisocial behavior – a developmental taxonomy. *Psychological Review, 100,* 674–701.

Moffitt, T. E., & Caspi, A. (2001). Childhood predictors differentiate life-course persistent and adolescence-limited antisocial pathways among males and females. *Development and Psychopathology, 13,* 355–375.

Montoya, E., Terburg, D., Bos, P., & van Honk, J. (2012). Testosterone, cortisol, and serotonin as key regulators of social aggression: A review and theoretical perspective. *Motivation and Emotion, 36,* 65–73.

Murray, J., & Farrington, D. P. (2010). Risk factors for conduct disorder and delinquency: Key findings from longitudinal studies. *Canadian Journal of Psychiatry-Revue Canadienne De Psychiatrie, 55,* 633–642.

Nigg, J. T. (2006). Temperament and developmental psychopathology. *Journal of Child Psychology and Psychiatry, 47,* 395–422.

Odgers, C. L., Milne, B. J., Caspi, A., Crump, R., Poulton, R., & Moffitt, T. E. (2007). Predicting prognosis for the conduct-problem boy: Can family history help? *Journal of the American Academy of Child and Adolescent Psychiatry, 46,* 1240–1249.

Odgers, C. L., Caspi, A., Russell, M. A., Sampson, R. J., Arseneault, L., & Moffitt, T. E. (2012). Supportive parenting mediates neighborhood socioeconomic disparities in children's antisocial behavior from ages 5 to 12. *Development and Psychopathology, 24,* 705–721.

Olweus, D. (2006). *Gewalt in der Schule* (4., durchges. Aufl.) Bern: Huber.

Ostrov, J. M., & Keating, C. F. (2004). Gender differences in preschool aggression during free play and structured interactions: A observational study. *Social Development, 13,* 255–277.

Patterson, G. R., Dishion, T. J., & Yoerger, K. (2000). Adolescent growth in new forms of problem behavior: Macro- and micro-peer dynamics. *Prevention Science, 1,* 3–13.

Payne, A. A. (2008). A multilevel analysis of the relationships among communal school organization, student bonding, and delinquency. *Journal of Research in Crime and Delinquency, 45,* 429–455.

Petermann, F., & Beckers, L. (2014). *Differentieller Aggressionsfragebogen (DAF). Ein Verfahren zur Erfassung reaktiver und proaktiver Aggressionen bei Kindern und Jugendlichen.* Göttingen: Hogrefe.

Petermann, F., & Koglin, U. (2012). Psychopathy. *Kindheit und Entwicklung, 21,* 137–140.

Petermann, F., & Marées, N. (2013). Cyber-Mobbing: Eine Bestandsaufnahme. *Kindheit und Entwicklung, 22,* 145–154.

Petermann, F., & Petermann, U. (2015). *Aggressionsdiagnostik* (2., vollst. veränd. Aufl.). Göttingen: Hogrefe.

Petermann, F., & Wiedebusch, S. (2008). *Emotionale Kompetenz im Kindesalter* (2., veränd. Aufl.). Göttingen: Hogrefe.

Ravens-Sieberer, U., Wille, N., Bettge, S., & Erhart, M. (2007). Psychische Gesundheit von Kindern und Jugendlichen in Deutschland. Ergebnisse aus der BELLA-Studie im Kinder- und Jugendgesundheitssurvey (KIGGS). *Bundesgesundheitsblatt – Gesundheitsforschung – Gesundheitsschutz, 50,* 871–878.

Riebel, J. (2008). *Spotten, Schimpfen, Schlagen ...: Gewalt unter Schülern- Bullying und Cyberbullying.* Landau: Verlag empirische Pädagogik.

Roberton, T., Daffern, M., & Bucks, R. S. (2012). Emotion regulation and aggression. *Aggression and Violent Behavior, 17,* 72–82.

Runions, K. C., & Keating, D. P. (2007). Young children's social information processing: Family antecedents and behavioral correlates. *Developmental Psychology, 43,* 838–849.

Rutter, M., & Sroufe, L. A. (2000). Developmental psychopathology: Concepts and challenges. *Development and Psychopathology, 12,* 265–296.

Schmidt, M. H., Petermann, F., & Schipper, M. (2012). Epigenetik – Revolution der Entwicklungspsychopathologie? *Kindheit und Entwicklung, 21,* 245–253.

Schonberg, M. A., & Shaw, D. S. (2007). Do the predictors of child conduct problems vary by high- and low-levels of socioeconomic and neighborhood risk? *Clinical Child and Family Psychology Review, 10,* 101–136.

Schwenck, C., Mergenthaler, J., Keller, K., Zech, J., Salehi, S., Taurines, R., Romanos, M., Schecklmann, M., Schneider, W., Warnke, A., & Freitag, C. M. (2012). Empathy in children with autism and conduct disorder: group-specific profiles and developmental aspects. *Journal of Child Psychology and Psychiatry, 53,* 651–659.

Shields, A., & Cicchetti, D. (2001). Parental maltreatment and emotion dysregulation as risk factors for bullying and victimization in middle childhood. *Journal of Clinical Child Psychology, 30,* 349–363.

Sijtsema, J. J., Lindenberg, S. M., & Veenstra, R. (2010). Do they get what they want or are they stuck with what they can get? Testing homophily against default selection for friendships of highly aggressive boys. The TRAILS study. *Journal of Abnormal Child Psychology, 38,* 803–813.

Sobanski, E. (2006). Psychiatric comorbidity in adults with attention-deficit/hyperactivity disorder (ADHD). *European Archives of Psychiatry and Clinical Neuroscience, 256,* i26–i31.

Sousa, C., Herrenkohl, T. I., Moylan, C. A., Tajima, E. A., Klika, J. B., Herrenkohl, R. C., & Russo, M. J. (2011). Longitudinal study on the effects of child abuse and children's exposure to domestic violence, parent-child attachments, and antisocial behavior in adolescence. *Journal of Interpersonal Violence, 26,* 111–136.

Teisl, M., & Cicchetti, D. (2008). Physical abuse, cognitive and emotional processes, and aggressive/disruptive behavior problems. *Social Development, 17,* 1–23.

Thomas, A., & Chess, S. (1977). *Temperament and development.* New York: New York University Press.

Tremblay, R. E. (2010). Developmental origins of disruptive behaviour problems: the ‚original sin' hypothesis, epigenetics and their consequences for prevention. *Journal of Child Psychology and Psychiatry, 51,* 341–367.

Tremblay, R. E., Vitaro, F., Nagin, D., Pagani, L., & Séguin J. R. (2001). The Montreal Longitudinal and Experimental Study. Rediscovering the power of descriptions. In T.P.

Thornbery & M.D. Krohn (Hrsg.) *Taking stock of delinquency: An overview of findings from contemporary longitudinal studies* (S. 205–254). New York: Kluwer/Plenum.

van Lier, P. A. C., van der Ende, J., Koot, H. M., & Verhulst, F. C. (2007). Which better predicts conduct problems? The relationship of trajectories of conduct problems with ODD and ADHD symptoms from childhood into adolescence. *Journal of Child Psychology and Psychiatry, 48,* 601–608.

Veenstra, R., Lindenberg, S., Verhulst, F. C., & Ormel, J. (2009). Childhood-limited versus persistent antisocial behavior. Why do some recover and other do not? The TRAILS Study. *Journal of Early Adolescence, 29,* 718–742.

Viding, E., Jones, A. P., Moffitt, T. E., & Plomin, R. (2008). Heritability of antisocial behaviour at 9: Do callous-unemotional traits matter? *Developmental Science, 11,* 17–32.

Waldman, I. D., Tackett, J. L., Van Hulle, C. A., Applegate, B., Pardini, D., Frick, P. J., & Lahey, B. B. 2011). Child and adolescent conduct disorder substantially shares genetic influences with three socioemotional dispositions. *Journal of Abnormal Psychology, 120,* 57–70.

Weaver, I. C. G., Meaney, M. J., & Szyf, M. (2006). Maternal care effects on the hippocampal transcriptome and anxiety-mediated behaviors in the offspring that are reversible in adulthood. *Proceedings of the National Academy of Sciences of the United States of America, 103,* 3480-3485.

Webster-Stratton, C., & Taylor, T. (2001). Nipping early risk factors in the bud: preventing substance abuse, delinquency, and violence in adolescence through interventions targeted at young children (0–8 years). *Prevention Science, 2,* 165–192.

White, R., & Renk, K. (2012). Externalizing behavior problems during adolescence: An ecological perspective. *Journal of Child and Family Studies, 21,* 158–171.

Xie, H. L., Drabick, D. A. G., & Chen, D. A. E. (2011). Developmental trajectories of aggression from late childhood through adolescence: Similarities and differences across gender. *Aggressive Behavior, 37,* 387–404.

Lesen Sie hier weiter

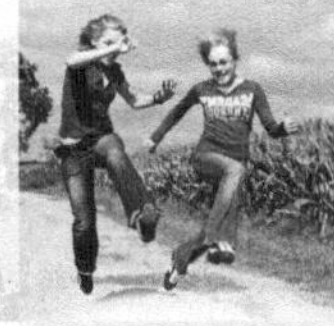

Petermann
Koglin

Aggression und Gewalt von Kindern und Jugendlichen

Hintergründe und Praxis

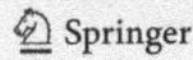

Springer

Franz Petermann
Ute Koglin

Aggression und Gewalt von Kindern und Jugendlichen

2013, X, 207 S., 24 Abb.

Hardcover: € 34,99
ISBN 978-3-642-22465-2